LA PHTHISIE

AU

MONT-DORE

MÉMOIRE LU A L'ACADÉMIE NATIONALE DE MÉDECINE DE PARIS

Dans sa Séance du 28 mai

PAR

Le Docteur Jules MASCAREL

Chevalier de la Légion d'honneur,
Médecin consultant aux Eaux thermales du Mont-Dore,
Ex-interne lauréat des hôpitaux et de l'École pratique de Paris,
Médecin en chef de l'hôpital de Châtellerault,
Médecin des épidémies,
Membre du Comité d'Hygiène et de Salubrité publiques,
Correspondant de la Société de Chirurgie de Paris,
de la Société anatomique, de la Société de médecine légale,
de la Société d'émulation et de la Société d'hydrologie médicale,
de plusieurs Sociétés françaises et étrangères,
Lauréat de la Société nationale de médecine et de chirurgie
de Toulouse.

*Le bon sens, l'observation et l'expérience
sont les guides les plus sûrs dans la pratique de l'art.*

CLERMONT-FERRAND

TYPOGRAPHIE ET LITHOGRAPHIE G. MONT-LOUIS

Rue Barbançon, 2

1881

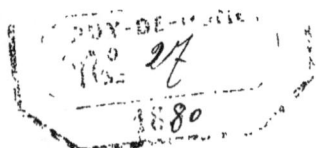

LA PHTHISIE

AU

MONT-DORE

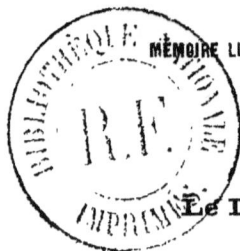

MÉMOIRE LU A L'ACADÉMIE NATIONALE DE MÉDECINE DE PARIS

Dans sa Séance du 28 mai

PAR

Le Docteur Jules MASCAREL

Chevalier de la Légion d'honneur,
Médecin consultant aux Eaux thermales du Mont-Dore,
Ex-interne lauréat des hôpitaux et de l'École pratique de Paris,
Médecin en chef de l'hôpital de Châtellerault,
Médecin des épidémies,
Membre du Comité d'Hygiène et de Salubrité publiques,
Correspondant de la Société de Chirurgie de Paris,
de la Société anatomique, de la Société de médecine légale,
de la Société d'émulation et de la Société d'hydrologie médicale,
de plusieurs Sociétés françaises et étrangères,
Lauréat de la Société nationale de médecine et de chirurgie
de Toulouse.

> *Le bon sens, l'observation et l'expérience*
> *sont les guides les plus sûrs dans la pra-*
> *tique de l'art.*

CLERMONT-FERRAND

TYPOGRAPHIE ET LITHOGRAPHIE G. MONT-LOUIS

Rue Barbançon, 2

1881

LA PHTHISIE AU MONT-DORE

Le bon sens, l'observation et l'expérience sont les guides les plus sûrs dans la pratique de l'art. (J. M.)

L'observation est incontestablement la voie la plus sûre pour augmenter le domaine des sciences ; ainsi s'exprimaient les Stoll, les Baglivi, et plus récemment le regretté professeur Andral dont la formule favorite était celle-ci : *rien n'est plus entêté qu'un fait, pourvu que ce fait ait été bien observé.*

Dans ces trente dernières années on a fait un tel abus de l'observation, qu'il n'est pas de théorie quelque fausse et quelque excentrique qu'elle fût, qui n'ait trouvé pour appui une série de faits plus ou moins bien groupés et coordonnés, et cela par les esprits les plus sincères et les plus sérieux. Aussi l'Académie n'attend pas de moi que je vienne dérouler devant ses yeux un tableau de faits plus ou moins extraordinaires comme chaque station thermale se les dispute à l'envi.

La mortalité effrayante par la phthisie est malheureusement un fait incontesté et incontestable ; or, la question dont nous voulons saisir l'Académie est celle-ci : Que devient un phthisique soumis à l'action des eaux thermales du Mont-Dore ?

Quant à la question de la curabilité, nous ne la discuterons pas, elle est admise par tous les bons esprits. Nous diviserons notre sujet en deux par-

ties., Dans la première, nous jetterons un coup
d'œil rapide sur la vallée du Mont-Dore et sur
l'ensemble des moyens balnéatoires. Dans la seconde, nous nous occuperons exclusivement du
malade phthisique.

PREMIÈRE PARTIE.

Tout le monde connaît ce coin de l'Auvergne
qu'on appelle le Mont-Dore, avec ses vallons, ses
ruisseaux, ses volcans éteints, la Dore et la Dogne
et bien vite la Dordogne, ses roches, ses cascades,
ses voies et ruines romaines, ses collines et ses
montagnes toujours couvertes de verdure de la
base au sommet, avec ses pins, ses riantes prairies
et ses myriades de labiées, en un mot, avec la flore
la plus riche que l'on puisse imaginer. Il y a surtout une promenade que nous ne saurions trop si-
gnaler, c'est l'endroit appelé *Salon du Capucin*,
surface plane, sorte de cirque émaillé de fleurs,
découpé par la nature ; car là tout est primitif au
milieu de belles forêts de pins séculaires chargés
de leur longue barbe de lichen et situé à une altitude de plus de 1.300 mètres. C'est là que viennent
se délecter et se dilater à plaisir les poumons souf-
freteux ; car il n'est pas un seul phthisique qui ne
regrette l'heure à laquelle il faut abandonner ce
séjour enchanteur et embaumé pour redescendre
dans la ville. Mais le fait capital sur lequel nous
voulons appeler l'attention c'est l'altitude de la
ville, altitude qui est de 1.050 mètres. Or, il est
formellement reconnu aujourd'hui depuis les travaux de Lombard de Genève, de Hirsch, Brehmer
et Homann, qu'au-dessus de mille mètres la
phthisie est presque entièrement inconnue.

En Suisse, les régions de 800 à 1.218 mètres jouissent d'une immunité phthisique; les moines du St-Bernard (2.478 mètres), où la température pendant l'hiver est en moyenne à 5° au-dessous de zéro ne connaissent pas cette maladie. Nous disions tout à l'heure qu'au-dessus de 1,000 mètres la maladie dont nous nous occupons est inconnue. Or, cette inconnue existe au Mont-Dore, car depuis vingt années que nous observons des malades dans cette commune qui ne compte pas moins de 1.200 habitants, nous n'en avons rencontré qu'un seul cas dans les circonstances suivantes; mais ce qui n'est pas rare c'est la scrofule, c'est l'arthritis, c'est l'herpétisme. La ligne de sélection entre le tubercule et la scrofule, c'est ici qu'elle est tracée; car le scrofuleux est et demeure scrofuleux et ne devient pas tuberculeux. Il est vrai qu'il a le remède sous ses pas, à savoir des montagnes de gentiane et les belles et précieuses sources de la Bourboule.

Ainsi les trois diathèses dont nous venons de parler existent ensemble ou séparément à toutes les portes, mais le tubercule, point. Ce dernier n'y croît pas plus que n'y croît le grain de froment, que n'y croissent, je ne dirai pas nos arbres fruitiers, mais même le gland de chêne, le *quercus robur ;* oui le gland de chêne comme le tubercule des humains meurent sur place. Voici maintenant l'observation dont nous parlions plus haut.

Un Auvergnat de la force et surtout de la taille d'un tambour-major, âgé de 37 ans, épouse une Montdorienne ayant 27 ans d'âge, brune, très-intelligente, lymphatique, mais toute imprégnée de nervosisme épileptico-hystérique. Cette jeune femme après une grossesse régulière, va passer un hiver à Clermont où elle gagne la phthisie. Une seconde grossesse survint, et l'on devine le reste.

Quelques mois après l'accouchement, là jeune femme succombait au milieu de crises nerveuses excessives compliquées de catarrhe bronchique tuberculeux. Cette épouse très-vive, très-sensible, très-aimante, avait exigé de l'époux que celui-ci partageât le lit nuptial jusqu'aux derniers jours qui précédèrent l'agonie. Aussi trois mois après nous étions appelé à constater chez notre grand et bel Auvergnat, de fréquentes hémoptysies avec toux intense, gargouillement sous le tiers moyen de la clavicule droite et fosse sus-épineuse correspondante, avec fièvre, etc. La maladie avait été bel et bien gagnée auprès de l'épouse. Pendant deux ans cet époux modèle fut soumis à la médication du Mont-Dore et se retira le reste du temps dans sa propriété au fond de la vallée, à quelques kilomètres de la ville. Après le second traitement thermal et le séjour dans ses montagnes, ce phthisique s'est tellement bien rétabli et cela en deux années, qu'il ne tousse ni ne crache depuis bientôt cinq ans et que sa santé est très-bonne ; inutile d'ajouter que les signes d'une cicatrice existent toujours au sommet du poumon malade, submatité et prolongation des bruits respiratoires, mais sans bronchophonie.

L'Académie me pardonnera de lui citer cette observation qui prouve deux choses : d'abord la contagion du néoplasme, car l'influence héréditaire n'a jamais existé dans la famille ; en second lieu la guérison rapide dans un cas qui se présentait avec des allures si graves, car ce malade disait à tous que c'était la même maladie que celle de sa défunte.

Passons maintenant à la description rapide des moyens balnéatoires.

Jusque dans ces derniers temps, l'établissement

ne contenait qu'une soixantaine de cabinets de
bains. Aujourd'hui il en contient près de cent;
ajoutez ensuite vingt cabinets de douches de va-
peur. Sur ce nombre de cent, neuf sont à eau
courante et où les malades ne doivent séjourner
que depuis 5 jusqu'à 15 ou 16 minutes au maxi-
mum, au milieu d'un dégagement de gaz azote,
d'acide carbonique et d'oxygène. L'on conçoit
maintenant que les anciennes pratiques qui consis-
taient à faire lever les malades dès 2 heures du
matin, n'existent plus aujourd'hui, chacun pou-
vant avoir une heure de bain à sa convenance.
Les derniers bains dont nous venons de parler
constituent les bains dits du Pavillon ou bains Saint-
Jean, véritables puits artésiens ayant une température de 42° à 44° centigrades. Ce sont ces bains
qui ont fait et qui feront toujours l'éternelle répu-
tation des eaux du Mont-Dore.

Nous ne parlerons point des nouvelles salles de
pulvérisation et des douches naso-pharyngiennes,
l'une pour les hommes, l'autre pour les femmes,
agencées avec tous les derniers perfectionnements
de l'art.

Mais les salles sur lesquelles nous voulons appeler l'attention, ce sont celles dites d'inhalation
ou d'aspiration, véritable *vaporarium* créé par
Michel Bertrand, et que des fouilles pratiquées, il
y a deux ans, sur l'une des places de la ville, ont
démontré avoir été aussi employées par les Ro-
mains. C'est encore le cas de répéter qu'il n'y a
rien de nouveau. Au lieu de 4 salles, il y en a maintenant 8, savoir : 4 pour les hommes, 4 pour les
femmes. Toutes les pièces du même côté commu-
niquent entre elles; elles sont de grandeur diffé-
rente avec des températures qui varient de 28 à
33° centigrades. Ce ne sont plus des salles d'aspi-

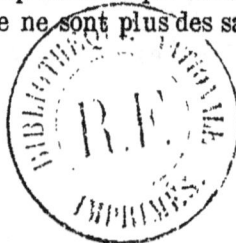

ration, on peut dire maintenant que c'est un vrai
parc, où les malades peuvent lire, faire la conver-
sation, jouer aux cartes et surtout se promener ;
inutile de rappeler que des ventilateurs habilement
dissimulés sont établis suivant les principes techni-
ques, de telle manière que les uns entraînent les
vapeurs méphitiques, et les autres, au moyen de
vannes appellent l'air pur du dehors. La durée du
séjour varie de 15 minutes jusqu'à une heure et
quelquefois un peu au-delà.

Chacun, avant d'entrer, dépose au vestiaire qui
est chauffé, ses gros vêtements : peignoirs en
molleton de laine, etc. A la sortie, chaque malade
reprend ses autres vêtements et est rapporté à
l'aide d'une chaise à porteur dans son lit qui est
tenu bien bassiné.

L'Académie voudra bien me permettre d'être
entré dans ces quelques détails sur l'organisation
actuelle du Mont-Dore, elle me le pardonnera
d'autant plus qu'elle a la primeur de travaux et
d'installations qui viennent pour ainsi dire de
s'achever à l'heure où j'écris ces lignes et qui doivent se continuer successivement chaque année
par des améliorations de confort qui, sur ce point,
laissent encore à désirer.

DEUXIÈME PARTIE.

Nous allons suivre semaine par semaine les
différents phénomènes qui se passent sur le malade
soumis au régime des eaux du Mont-Dore.

1er Septenaire ou période d'augment.

Une des caractéristiques de ces eaux est celle de
faire reparaître les anciennes affections. Ainsi,
vous avez eu autrefois des douleurs rhumatisma-

les, vous étiez sujet à tousser et à cracher, vous aviez des dispositions à l'angine simple ou léger mal de gorge, vous n'aviez rien de tout cela en arrivant ici, mais les douleurs, mais la toux, une légère sécrétion laryngée et trachéale ou pharyngée quelquefois bronchique, tout cela reparaît pendant les premiers jours du traitement, pour disparaître un peu plus tôt, un peu plus tard suivant une foule de circonstances. Les crachats deviennent naturellement plus abondants, plus verdâtres, plus épais; le malade dort mal les premières nuits, le pouls est agité; mais il éprouve le besoin du sommeil après le déjeuner, besoin contre lequel il doit lutter; les urines sont rares, très-rouges, brûlantes et tachent le fond du vase d'une matière rouge plus ou moins foncé, les garde-robes se resserrent, mais l'appétit se développe vivement.

A l'examen stéthoscopique, on constate des râles muqueux humides, là où il n'y en avait pas les jours précédents, quelquefois du côté opposé à la lésion. Du côté de celle-ci les râles deviennent plus abondants et la respiration plus accélérée.

2° Septenaire ou semaine dite des sables, période d'état.

Les bienfaits de la salle du vaporarium commencent à se faire sentir, le malade exprime le plaisir qu'il éprouve de l'inhalation des vapeurs minérales; *voilà ce qui me fait le plus de bien de tout le traitement*, entendons-nous chaque jour, et enfin reporté dans son lit avec toutes les précautions que nous avons indiquées ailleurs, ce même buveur d'eau éprouve un délassement, une douce chaleur onctueuse, un sentiment de bien-être inexprimable avec ou sans sommeil, mais il se trouve toujours au milieu d'une moiteur bienfaisante; c'est alors que l'appétit se développe encore davantage, les urines deviennent plus abondantes et commencent à charrier une grande quantité de sable urique, rosacique ou phosphaté. Ces sables sont surtout très-abondants chez les arthritiques, moins chez ceux qui ne le sont pas; la quantité peut dépasser par jour la dose de plusieurs cuillerées à café; certains malades sont très-effrayés, jamais pareil phénomène ne s'étant produit. Nous en avons vu revenir de Vichy et rendre encore ici de grandes quantités de sable, bien plus qu'ils n'en avaient expulsé dans cette station si spéciale dans ces sortes de cas. Assurément, si j'avais recueilli toutes ces diverses espèces de graviers que je me suis fait apporter par les malades dans mon cabinet depuis vingt ans, j'en posséderais plusieurs litres.

Du côté de la poitrine, les crachats sont toujours abondants, moins visqueux, moins verts, moins jaunes, moins opaques, plus blancs et surtout plus aérés; le pouls est calme, la respiration moins précipitée et à l'auscultation vous constatez le curieux phénomène de l'apparition du râle de retour, *rhuncus crepitans redux*, véritable zone de pneumonie développée au pourtour des lobules pulmonaires où siègent les processus néoplasmatiques. Il m'a paru intéressant, dit mon jeune et distingué collègue le D\ Cazalis dans une communication faite l'année dernière à la Société d'hydrologie, de rechercher si une transpiration plus ou moins abondante modifiait un fait assez singulier sur lequel M. Mascarel a attiré le premier l'attention. (*Annales de la Société d'hydrologie*, tome XXII.) C'est en effet chose fort curieuse que de pouvoir dire à son malade pendant qu'on ausculte et qu'on écoute ce râle : vos crachats sont-ils plus blancs, plus aérés ? les moins intelligents vous répondent presqu'invariablement par l'affirmative. Or d'après les recherches d'Andral et Gavaret, c'est la présence du sang qui imprime aux crachats leur couleur ; tout crachat incolore ne renferme pas de sang ; aussi la présence de ce liquide est d'autant plus abondante que les crachats ont une teinte plus foncée. Le râle crépitant fin dure plus ou moins longtemps, sept, huit à dix jours et quelquefois plus, il finit par disparaître complètement et spontanément. Il est bien rare qu'il se produise sans que le patient n'éprouve un grand soulagement et un grand bien-être, et phénomène non moins curieux, les sueurs nocturnes disparaissent ou diminuent d'une manière très-notable ; et si le traitement est bien dirigé ces mêmes malades ne transpirent plus dans le vaporarium ; ils s'en étonnent, s'en effraient parfois mais sont bien vite rassurés par leur médecin.

3e Septénaire, période de déclin dite des crises.

Ici les urines reviennent à peu près à l'état normal sous le double rapport de la quantité et de la qualité, les sables deviennent de plus en plus rares et finissent par disparaître. L'haleine et les sueurs, celles-ci réduites à de très-petites proportions, ne sont plus fétides ; l'appétit se perd si on n'a pas eu le soin de diminuer le traitement ; il se conserve dans le cas contraire ; les crachats continuent à rester blancs, sauf ceux du matin qui dans les cas d'anfractuosités considérables du parenchyme pulmonaire restent opaques, pelotonnés et plus ou moins foncés, dans le reste de la journée ils sont blancs et aérés. La respiration continue à bien se

faire; le râle crépitant diminue, le malade se sent
mieux dans son ensemble et est plein d'espoir. Il
fait dans la montagne des promenades à pied qui
depuis bien longtemps lui étaient inconnues. Chez
les femmes, la menstruation est retardée ou avancée, retardée chez celles qui sont très-anémiques,
avancée dans le cas contraire, et particularité qu'il
ne faut pas négliger d'enregistrer, la dysménorrhée
très-douloureuse disparaît pendant 5 ou 6 mois et
quelquefois pour toujours; il n'y a plus de règles
douloureuses après une ou deux saisons au Mont-
Dore. Enfin les phénomènes critiques suivants se
produisent, mais seulement chez le quart ou le
tiers des malades; chez l'un c'est un léger herpès
labialis; chez un autre un prurigo aux jambes
sine materiâ, ou une éruption eczémateuse; quelquefois un urticaire, plus rarement de la miliaire,
et plus rarement encore des furoncles. Telle est la
série des phénomènes et des changements qui se
produisent au sein d'un organisme tuberculeux.

Or, voici d'après nos cahiers d'observations re-
cueillies pendant vingt ans, les conclusions que
nous nous croyons autorisé à poser; mais aupara-
vant qu'il nous soit permis de rappeler une dernière
fois que le fond de la médication du Mont-Dore repose
sur deux choses : d'une part, les puits artésiens
bains Saint-Jean ou du Pavillon, et d'autre part,
sur les vaporiarum ou salles d'inhalation. Les Bertrand, les Thénard et tant d'autres, et, en ces derniers temps, M. Jules Lefort, ont démontré dans
ces mêmes vapeurs la présence de la presque tota-
lité des principes minéraux contenus dans l'eau
des sources minérales.

CONCLUSIONS.

1° La caractéristique des eaux du Mont-Dore, c'est d'être un précieux moyen de diagnostic des maladies des poumons, en mettant immédiatement en évidence les lobes, lobules ou petits groupes vésiculaires en état de souffrance ; car partout où il n'y a rien, la respiration devient quand même plus profonde, plus souple, plus ample, plus douce, plus moëlleuse, plus aréolaire ; on sent pour ainsi dire sous l'oreille toutes les vésicules se gonfler et s'épanouir.

Un autre caractère de ces eaux, c'est que quiconque a passé par les pratiques thermales, perd toute aptitude à s'enrhumer quelquefois dès la première saison. Nous avons toute notre vie médicale donné des soins à un client qui est venu pendant quarante ans prendre les eaux au Mont-Dore pour la goutte dont il était atteint. Jamais, pendant trente-cinq ans que nous lui avons donné des soins, nous ne l'avons vu enrhumé.

2° A l'inverse des eaux sulfureuses qui congestionnent les centres respiratoires et allument la fièvre, celles du Mont-Dore opèrent un mouvement centrifuge inverse, décongestionnent les poumons, gonflent la peau et provoquent un épanouissement général dans les réseaux vasculaires de Malpighi. Conséquemment, loin de cicatriser les plaies qui relèvent du traumatisme, elles les entretiennent et ne les guérissent point, pas plus que les ulcères et accidents syphilitiques.

3° En décongestionnant les poumons, loin de provoquer des hémoptysies, elles s'opposent à leur production ; elles sont anti-hémoptoïques par excellence, ainsi qu'on en peut juger par le fait suivant :

Le fils d'un négociant européen, âgé de 22 ans, blond, un peu pâle et lymphatico-nerveux, se trouvant au Caire pour ses affaires commerciales, est pris, le 1ᵉʳ novembre 1875, à la suite de nombreux excès, d'une bronchite hémoptoïque pour laquelle les médecins appelés décident d'aller faire passer l'hiver au malade dans le Haut-Nil. Il part accompagné d'un parent et de cinq Anglais, dont deux dames, sur une barque préparée spécialement pour le voyage et remorquée par deux cents nègres jusqu'à la hauteur de la seconde cataracte du Nil. Là, de nouveaux excès provoquent de nouvelles hémoptysies. — Le malade, après deux mois de séjour, revient au Caire ; nouveaux crachements de sang.—Puis à Marseille, puis à Lyon, puis enfin à Clermont où deux médecins furent appelés, tant la vie était en danger par suite de crachements de sang à répétition. — C'est dans ces conditions qu'il arriva au Mont-Dore à la fin de juin de l'année 1876. — Nouvelles hémorrhagies qui se prolongent, malgré tous les secours de l'art, pendant 23 à 25 jours. — Le malade ne portait qu'une caverne de moyenne grandeur dans la fosse sus-épineuse droite, sans retentissement sous la clavicule correspondante. Enfin, après 25 jours de soucis de toute sorte, et pendant le jour et pendant la nuit, l'hémoptysie, qui parfois devenait très-abondante, cesse pendant trois jours (1). — Inutile de dire que ce jeune homme pâle, décoloré, était devenu d'une faiblesse excessive. — Nous le

(1) Ce malade a été vu par le docteur Chabory-Bertrand, qui a bien voulu nous aider de ses bons conseils dans cette circonstance si délicate.

tîmes lever avec toutes les précautions néces-
saires et transporter dans l'une des salles d'inhalation où il séjourna 25 minutes, puis il boit deux
tiers de verre d'eau minérale après l'inhalation.
— Aucun accident ne se produit le lendemain et
jours suivants. Nous continuons le traitement qui
fut ainsi prolongé pendant trente jours, et le sang
cessa de se reproduire. — Ce malade est revenu
nous voir l'été suivant, et se trouvait dans de très-
bonnes conditions. Nous abrégeons, pour ne pas
abuser des moments de l'Académie.

Enfin, s'il est vrai, comme le disent dans leurs
ouvrages deux illustres membres de cette Académie,
que le tiers des races humaines soit emporté par les
maladies de poitrine, et si, d'une autre part, le
plus grand fléau qui décime notre pauvre humanité
soit la phthisie, réjouissons-nous en pensant qu'il y a
au centre de notre belle France qui, malgré ses
vicissitudes sociales et politiques, sera toujours le
jardin de l'univers ; réjouissons-nous, dis-je, en
pensant qu'il y a au pied des plus hautes cimes
des montagnes de l'Auvergne des sources vives
thermo-minérales, électriques suivant Scoutteten,
riches, abondantes, claires et limpides, inodores
mais sapides, d'une saveur légèrement styptique
ot d'un goût qui n'est pas désagréable, jaillissantes
et fumantes, où viennent déjà nos plus célèbres
artistes, les Marie Sass, les baronnes de Catters,
Brunot-Fleury, Marie Roze, Lagnier, Armandi,
Mauduit, Mary, Arto de Padilla, les miss Rose
Isidore, les Nilsson, pour les femmes, et, pour les
hommes, les Nicolini, les Garcia, les Jourdan, les
Aramburo, les Tamberlick et tant d'autres qui tous
viennent demander à ces sources bienfaisantes un
peu de tension à leurs cordes vocales relâchées sous

les avalanches des applaudissements sympathiques
et répétés, qu'ils ont recueillis dans toutes les capi-
tales du monde civilisé ; réjouissons-nous de nouveau en pensant que là encore et toujours, comme
du temps de Sidoine Apollinaire, au ve siècle de
notre ère chrétienne, le savant évêque dont la
maison d'été était située près du Mont-Dore, et
qui écrivait, en parlant de ces eaux, ces mémora-
bles paroles : *Phthisiscentibus curabiles*. Oui, ce
sont toujours les mêmes barrières, mais qui, plus
puissantes et plus fortes que jamais, se redressent
contre la marche envahissante de la phthisie ; et ce
sera aussi toujours au centre de notre cher et beau
pays, à ses sources précieuses si enviées et sans riva-
les, que viendront, des quatre coins de l'univers, se
consoler, se blanchir, se raffermir et étancher
leur soif, les malheureux tuberculeux qui brûlent
à la fois leurs poumons et leurs vaisseaux.

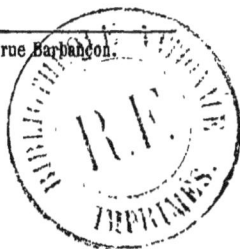

Clermont-Ferrand, typographie Mont-Louis, rue Barbançon.

68

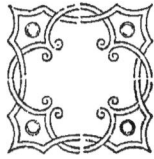